DU

CHOLÉRA

CONSIDÉRÉ AU POINT DE VUE DE L'HUMANITÉ

ET

DES PREMIERS SOINS A DONNER AUX MALADES

PAR

Le Dr Élysée LEVRAT,

Membre de la Commission envoyée à Marseille en 1835.

Cura te ipsum.
Soigne-toi toi-même.

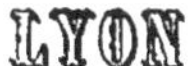

LYON

Chez MÉRA, Libraire, rue Lafont, 4. — Galerie du Grand-Théâtre (côté nord), et chez tous les Libraires.

1849

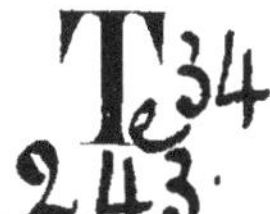

DU
CHOLÉRA

CONSIDÉRÉ AU POINT DE VUE DE L'HUMANITÉ

ET

DES PREMIERS SOINS A DONNER AUX MALADES

PAR

Le Dr Élysée LEVRAT,

Membre de la Commission envoyée à Marseille en 1835.

Cura te ipsum.
Soigne-toi toi-même.

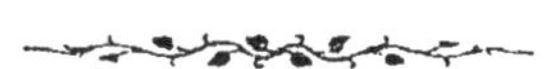

LYON

Chez MÉRA, Libraire, rue Lafont, 4. — Galerie du Grand-Théâtre (côté nord), et chez tous les Libraires.

1849

AVANT-PROPOS.

Ces quelques pages que je livre à l'impression, ont été écrites à la hâte pour des amis, mes clients, justement effrayés de l'apparition dans notre ville de quelques cas de choléra, limités, il est vrai, à un petit nombre et développés jusqu'à ce jour dans un seul point, l'Hôpital militaire. Causerie intime, où j'essaye de donner du courage à ceux qui ont peur, j'établis que dans une société comme dans une famille, chacun se doit à tous, et que personne ne devrait se refuser à prodiguer, dans les limites de ce qu'il sait et de ce qu'il peut, des secours à ceux qui souffrent.

J'ai évité avec soin et à dessein d'entrer dans les considérations scientifiques sur la nature et le traitement complet du choléra; je n'ai voulu fixer l'attention que sur des signes que tout le monde peut apprécier, sur des moyens que tout le monde peut mettre en usage, convaincu, d'après ma propre expérience, que plus les secours sont administrés près du moment de l'invasion, plus les chances de guérison sont grandes.

Inspirés par l'unique désir d'être utile, mes conseils n'apprendront rien sans doute à mes confrères : en fait de choléra, ils en savent autant et plus que moi, mais le public, s'il les lit et s'il les met en pratique, reconnaîtra qu'en le combattant de suite avec sang-froid, méthode et persévérance, on peut lutter avec avantage contre ce terrible fléau.

Qu'on me juge sur mes intentions, et je m'applaudirai de mon travail.

ÉLYSÉE LEVRAT.

Lyon, 30 novembre 1849.

DU

CHOLÉRA

CONSIDÉRÉ AU POINT DE VUE DE L'HUMANITÉ

ET

DES PREMIERS SOINS A DONNER AUX MALADES.

Nous voilà revenus aux appréhensions que nous fit éprouver le choléra lorsqu'en 1832 et 1835 il étendait ses ravages sur les populations et de Paris et des principales villes du Midi de la France. A ces différentes époques, à la première surtout, notre ville, justement effrayée du deuil que ce terrible fléau semait sur son passage, s'entoura de toutes les précautions qu'exigeait la prudence, elle voulait être prête à recevoir et combattre cet ennemi dont ses relations journalières et nombreuses avec la capitale devaient faire redouter une invasion plus ou moins prochaine. Nos administrations départementales et municipales ne restèrent pas inactives en présence des devoirs que leur imposait le soin de notre conservation; elles firent un appel à la science des uns, à l'expérience des autres, au dévouement de tous, et ce concours universel donna lieu à de nombreux et utiles travaux. C'est alors qu'on publia des instructions adressées à toutes les classes, et mises à la portée de toutes les intelligences. Des avis dictés par la sollicitude la plus éclairée, firent connaître les meilleurs moyens de combattre les premières atteintes de ce fléau destructeur, partout et promptement les secours publics furent organisés sur une vaste échelle. Le choléra n'avait plus qu'à venir, heureusement il trompa les craintes de tous, et ces différents travaux, monument de la philanthropie des administrateurs et des médecins de notre ville, furent soigneusement retirés dans les archives municipales.

Peu à peu chacun oublia ses terreurs, les imaginations se calmèrent, les craintes se dissipèrent, et le choléra, dont naguère on ne prononçait le mot qu'en tremblant, sembla vouloir disparaître, laissant partout toutefois après lui une longue traînée de deuil et de douleurs.

L'homme a besoin d'oublier vite les malheurs qui assombrissent sa vie. D'ailleurs, les préoccupations non moins graves que faisaient naître les événements politiques, fournirent d'autres aliments à nos inquiétudes. Nous ne pensions plus au choléra, quelques cas isolés, sévissant au milieu de la capitale, venaient bien de temps en temps rappeler nos terreurs passées, mais ces cas étaient si peu nombreux que nous ne nous y arrêtions pas. Il a fallu la terrible recrudescence qui s'est fait sentir il y a quelques semaines à Paris, et tout récemment à Marseille, pour réveiller de nouveau et plus sérieusement que jamais nos appréhensions justifiées aujourd'hui par quelques cas survenus au sein de notre population.

Les rapports qui nous sont arrivés des villes ravagées par cette cruelle maladie, et les exemples que nous avons sous les yeux, nous représentent le choléra de 1849 semblable, à peu de choses près, au choléra de 1832 et de 1835. Son invasion, sa marche, la rapidité, hélas! si souvent fatale de son dénouement n'ont pas changé. Qui l'a vu en 1832, en 1835, le reconnaîtra toujours; il a une physionomie spéciale qui se retrouve toujours la même. Les précautions dont il faut s'entourer, les soins et les médications qu'il faut mettre en usage, tout a été indiqué avec les plus grands détails. Que de livres ont été faits! que de travaux ont été publiés! que de moyens préconisés!... Et cependant, malgré tout cela, aujourd'hui comme en 1832, les populations ont besoin d'être éclairées par la vigilante sollicitude des autorités; aujourd'hui comme en 1832, les médecins doivent se recueillir et livrer au public le résultat de leur étude et de leurs méditations. Ce sont des circonstances où il faut avec persistance prodiguer aux populations les leçons et les encouragements.

Les instructions officielles, quelque détaillées et prévoyantes qu'elles soient, ne peuvent pas répondre à toutes les questions provoquées dans l'intimité. Les bulletins et avis administratifs, quoique dictés par la sollicitude la plus empressée, ne peuvent pas satisfaire la causerie curieuse de l'entretien familier. D'un autre côté, les conseils qui y abondent ne sauraient être répétés par trop de moyens; on ne saurait trop insister sur certaines recommandations, sur certaines précautions à indiquer. Et lorsque en présence d'une maladie qui traine à sa suite le deuil et la terreur, les administrations publiques ont fait leur devoir, le rôle du médecin continue, c'est à lui de prendre la parole et de venir en aide à ces mêmes administrations, en répandant parmi le public le fruit de ses réflexions, de son jugement, de son expérience. C'est alors que le médecin, véritable sentinelle veillant à la santé de ses semblables, remplit dignement et saintement la mission qu'il s'est imposée, et qui devrait le grandir aux yeux de tous, surtout lorsque cette mission s'accomplit en luttant contre un fléau qui le trouve toujours prêt et dont il tombe souvent la première victime!

—Docteur, que faut-il faire pour se préserver du choléra? — Quels sont les moyens de le combattre?

Telles sont les questions, les seules maintenant adressées à un médecin, dans la rue, chez lui, partout enfin où on le rencontre; telle est aussi la préoccupation gégérale.

« Vous qui déjà avez combattu le fléau à Marseille,
« nous dit-on, indiquez-nous les signes à l'aide desquels
« nous pouvons reconnaître sa prochaine invasion; appre-
« nez-nous à nous en préserver, à le guérir. »

Il est dangereux, je le sais, de confier la médecine à des mains étrangères; mais est-il possible au médecin de se refuser à satisfaire l'inquiète curiosité de la peur? d'ailleurs ici, en présence d'une maladie où l'invasion, le danger et la mort se succèdent souvent en quelques heures, il importe que tout le monde sache être un peu médecin; qui pourrait, en effet, consentir à rester spectateur inactif et insensible d'une scène qui entraîne la désolation générale?

Si, en outre, on considère que lorsque le choléra sévit dans une ville, les médecins, quelque zélés qu'ils soient, quelque empressement qu'ils mettent à voler au secours des cholériques, ne peuvent pas se rendre avec la même promptitude auprès de ceux chez qui se développent les premiers symptômes de la maladie; on comprendra qu'il faut multiplier les instructions, afin que chacun puisse, en attendant l'arrivée du médecin, secourir un parent, un voisin, un ami.

Telles sont les causes de ces quelques pages que j'offre en réponse aux questions qui me sont journellement adressées.

Le choléra est incontestablement une maladie grave, la plus grave de toutes; mais, comme tous les fléaux qui déciment la société, il impose des devoirs sociaux que nul ne doit repousser ni restreindre, chacun se doit à son semblable; la peur est un tort, la fuite une faute. En présence d'un deuil public, l'homme véritablement philanthrope n'abandonne pas ses concitoyens, il reste calme et impassible. Et, s'il ne pleure pas avec ceux qui pleurent, il ranime par sa présence leur courage, relève par ses paroles ceux qui succombent, et donne secours et protection aux malheureux qui réclament une assistance morale et matérielle.

Le soldat, qu'une volonté qu'il ne doit pas discuter place en présence de l'ennemi, recule-t-il? Non, il reste à son poste, persuadé que la balle ne l'atteindra pas, et que s'il meurt, du moins sa mort aura été utile à son pays. Que deviendrait l'armée si, semblable à l'habitant d'une ville où règne le choléra, le soldat quittait un poste où il est retenu par l'honneur et le devoir plus encore que par la discipline.

Cette maladie n'est pas contagieuse, vérité constatée par l'expérience, et qui devrait au moins arrêter ceux qui abandonnent sans pitié leurs amis, leurs parents quelquefois, qu'ils laissent mourir isolés et privés des secours et des consolations de la famille. Le choléra est épidémique; il rayonne rapidement du foyer d'infection où il a commencé ses ravages.

Ce fléau, qui a fondu sur la France depuis dix-huit ans, a trompé toutes les prévisions, déjoué tous les calculs; il a franchi d'immenses distances, régnant sous toutes les températures, dans des localités essentiellement dissemblables, sous le rapport de la topographique, de la salubrité et des mœurs de leurs habitants; les sexes et les âges lui ont payé leur tribut, les positions sociales les plus élevées comme les plus infimes lui ont fourni de nombreuses victimes.

Pourquoi épargne-t-il une ville? Pourquoi revient-il dans celle qu'il a quittée depuis longtemps? Pourquoi, n'ayant jamais paru dans une localité, y fait-il une brusque invasion, déjouant ainsi les calculs de l'intelligence humaine, trompant aussi des espérances établies sur la foi religieuse? Pourquoi? Dieu seul le sait! Dieu seul règle sa marche! Courbons nos fronts et notre orgueil devant cette volonté terrible, mais dont il ne nous est pas permis de sonder les secrets impénétrables.

Pris à temps, soigné dans son origine, le choléra se guérit souvent; mais aussi sa terminaison est d'autant plus sûrement funeste qu'on laisse faire à ses premières périodes des progrès toujours rapides.

INFLUENCE GÉNÉRALE.

Le choléra ne débute pas toujours brusquement, il semble se faire annoncer par une influence particulière exercée sur les individus d'une même ville. La lassitude dans tous les membres, les insomnies, la pesanteur de tête, l'alourdissement de l'intelligence, l'inappétence, la constipation, la diarrhée, les urines rares, etc..., etc..., sont les symptômes le plus habituellement considérés comme les prodromes de ce terrible fléau.

On les combattra par un exercice modéré, quelques bains de pieds très chauds ou des sinapismes aux extrémités, un vomitif, un purgatif, des boissons émollientes ou légèrement astringentes, suivant qu'il y a inappétence, constipation ou diarrhée. Il faut entretenir par tout le corps une chaleur continue et modérée : les vêtements seront en rapport avec la température; les boissons, telles que les infusions de thé, de mélisse, de menthe, etc..., très chaudes, et rendues plus excitantes par l'addition d'une ou deux cuillerées de rhum, aideront l'action des vêtements.

PREMIÈRE PÉRIODE, OU PÉRIODE D'INVASION.

Le malaise qui résulte de l'influence épidémique générale peut persister malgré l'emploi des moyens ci-dessus, alors la maladie entre dans sa première période, dite *période d'invasion*, le malaise devient plus général et plus considérable, il survient un abattement insolite des forces physiques et morales, de l'insomnie, des anxiétés épigastriques ;

le malade éprouve un sentiment de pesanteur et quelquefois d'ardeur qui s'élève depuis le cœur jusqu'à la gorge. Le pouls est faible, petit, mou, lent, il y a des nausées, des borborygmes, la bouche devient pâteuse et sèche, les urines épaisses, rouges et rares, les vomissements et déjections alvines sont fréquentes. Bientôt les selles deviennent rapidement et successivement sanguinolentes, jaunâtres, verdâtres ou brunes, mêlées de mucosités blanches, et finissent par être séreuses; elles sont chassées des intestins comme par le jet d'une pompe. Ces symptômes ne tardent pas à s'aggraver, le malade est tourmenté de maux de tête qui redoublent, et, à des intervalles qui se rapprochent de plus en plus, de crampes douloureuses siégeant d'abord dans les orteils, dans les mollets, puis dans les bras et les mains, puis enfin dans tout le système musculaire. La voix s'éteint davantage, l'œil sec et terne se cave, la peau devient froide et sèche, elle est ridée et comme parcheminée, les urines, les larmes, la salive, toutes les sécrétions, en un mot, se tarissent et semblent toutes se porter sur les intestins et l'estomac, pour être expulsées en dehors sous forme de ce liquide improprement comparé à de la crême de riz, car il n'en a ni la consistance ni la couleur, c'est une sérosité légèrement lactescente, semblable à du petit-lait.

Tout le monde a lu, dans les journaux et les écrits périodiques ou autres, la description du choléra; on la connaît par cœur. Chacun peut en esquisser le tableau, suivre sa marche et détailler un à un les symptômes qu'il offre depuis son invasion jusqu'à son dénouement, la guérison ou la mort! il serait donc inutile de décrire ici les aspects successifs qu'il présente à l'œil de l'observateur. Quand on ne l'a pas vu, il est impossible de se faire une idée juste du choléra, on le nie ou on croit le voir partout; les médecins eux-mêmes se laissant aller aux appréhensions des malades, croient souvent rencontrer le choléra dans le moindre malaise ou le moindre trouble des fonctions de l'estomac ou des intestins.

Le choléra a une physionomie qui lui est propre ; elle résulte de l'ensemble de signes et de symptômes qui tous tendent vers le même but. Il y a dans l'aspect d'un cholérique quelque chose d'insolite qui saisit, et qu'on ne retrouve auprès d'aucun autre malade. Le souvenir que le choléra laisse dans l'imagination est ineffaçable, et il n'y a pas de description possible pour reproduire le tableau de cris, de douleurs, de contorsions et de désespoir qui se déroule sous les yeux. Qu'on se figure tout ce qu'un homme, dans la force de l'âge et plein de santé, qui se voit emporté en six ou huit heures, doit souffrir pour passer en si peu de temps à l'état de cadavre.

Destinées aux gens du monde, ces pages ne doivent contenir que ce qui a rapport aux premiers symptômes; il est inutile d'entrer dans le fond de la question ; plus on avance, plus l'état devient grave, alors la présence du médecin est indispensable ; il a le temps d'arriver ; son absence n'a pas été préjudiciable au malade, qui, dans son entourage intelligent, a pu trouver quelques soins.

DEUXIÈME PÉRIODE, OU PÉRIODE ALGIDE OU DE CYANOSE.

A cette période succède la période algide ou de cyanose, les accidents précédents s'aggravent, et au froid général qui a augmenté s'ajoute une teinte brune, bleuâtre quelquefois, répandue sur les bras, les jambes, le nez et les lèvres : c'est la cyanose.

C'est à cette phase de la maladie qu'il convient de terminer une description uniquement destinée aux personnes étrangères à la médecine. Leur rôle doit cesser là, et le médecin, dont la présence est alors indispensable, achève le traitement d'un état maladif qui va présenter des complications graves que lui seul peut apprécier.

En présence de ces phénomènes qui se succèdent rapidement, on ne doit négliger aucun moyen ; ils sont nombreux et constituent un système qui les résume tous, la *calorification*, il faut rétablir les fonctions de la peau, réchauffer le malade, et calmer ses vomissements et ses évacuations.

On peut réchauffer un malade par des agens ou moyens externes et internes.

Les moyens externes sont : Une couverture de laine, dans laquelle on couche le malade, des compresses trempées dans l'eau moutardée, un grand bain d'eau moutardée, des sachets de son ou de cendres, des cruches d'eau chaude ou des briques ou carreaux chauffés, que l'on met en contact avec les différentes parties de son corps, d'immenses cataplasmes qui lui enveloppent la poitrine et le ventre, un apparcil fumigatoire alcoolique, etc.....

Les moyens internes, qui doivent être employés simultanément avec les précédents, sont : les boissons excitantes prises très chaudes et en très petite quantité. Nous avons indiqué plus haut les infusions de menthe, de verveine, le punch (1) ou le vin (2) de Magendie, la potion avec l'acétate d'ammoniaque (3), le vin d'Espagne, de Lunel (muscat), etc....., etc.....

Je dois consigner ici un moyen en qui j'ai la plus grande confiance, parce qu'il m'a presque toujours réussi, c'est la glace que l'on fait avaler au malade, après l'avoir préalablement concassée et saupoudrée de sucre. Puissant agent de calorification, la glace, administrée à l'intérieur, provoque le retour de la chaleur à la peau, calme ou arrête les vomissements, et est prise sans répugnance par les malades. Il convient très-souvent d'ajouter les préparations opiacées, le laudanum, par exemple, à quelques-uns des médicaments que l'on administre aux malades, surtout lorsque les vomissements s'accompagnent de vives douleurs et de crampes d'estomac.

(1) Punch de Magendie.

R.	Thé ou infusion de tilleul,	1,000 gr.	1 litre.
	Citron n° j.		
	Eau-de-vie,	125	
	Sucre,	125	

(2) Vin de Magendie.

R.	Vin chaud,	2,000 gr.	2 litres.
	Teinture alcoolique de canelle.	60	
	Sucre,	360	

(3) Potion d'acétate d'ammoniaque.

R.	Acétate d'ammoniaque,	2 gr.
	Ether sulfurique,	1
	Eau de menthe,	60
	Sureau,	100

Pour résumer en peu de mots ce qu'il y a de plus essentiel à apprendre aux gens du monde, nous leur dirons :

1° De ne pas s'effrayer de l'approche de la maladie, parce que la peur affaiblit les forces et dispose le corps à l'impression morbide;

2° D'éviter avec soin tout ce qui peut exciter les passions de l'âme, telles que la crainte, la tristesse, la mélancolie, le désespoir, etc., etc.;

3° D'éviter les excès, les écarts de régime, les aliments de difficile digestion.

Nous conseillerons enfin à chaque famille d'avoir à sa disposition quelques-uns des moyens de calorification énumérés plus haut, et que l'on peut disposer de suite pour l'usage, tels que la farine de lin, la moutarde (grise), du rhum, du vin d'Espagne, des fleurs ou plantes aromatiques, des sachets de son ou de cendres, des bouteilles de grès, des couvertures de laine. Il est un petit appareil simple et d'une manipulation très facile, que je ne saurais trop recommander. Je l'ai fait exécuter par un ouvrier très intelligent, M. Perraud, rue de la Cage, 6, sur un modèle que j'ai vu fonctionner à l'Hôpital militaire de Lyon. J'ai cru devoir lui faire subir une légère modification qui en a fait un appareil précieux pour placer le malade, dans son lit, au milieu d'une atmosphère très chaude, et aider puissamment au rétablissement des fonctions de la peau. Tous ces moyens, employés avec ordre, sang-froid et persévérance, peuvent retarder la marche de la maladie et faire attendre l'arrivée du médecin.

Chanoine, imprimeur à Lyon.

www.ingramcontent.com/pod-product-compliance
Ingram Content Group UK Ltd.
Pitfield, Milton Keynes, MK11 3LW, UK
UKHW021019220726
13924UKWH00001B/70